INFLUENCE

DU

TABAC A FUMER

SUR LES

MALADIES DES YEUX

INFLUENCE

DU

TABAC A FUMER

SUR LES

MALADIES DES YEUX

Communication faite au Congrès ophthalmologique d'Heidelberg de 1865,

PAR

LE DOCTEUR J. C. LOUREIRO, DE LISBONNE.

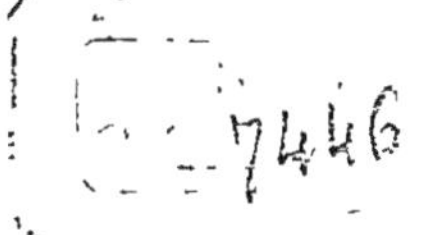

PARIS

IMPRIMERIE CENTRALE DES CHEMINS DE FER

DE NAPOLÉON CHAIX ET Cⁱᵉ,

Rue Bergère, 20, près du boulevard Montmartre,

1865

Messieurs,

Me trouvant en Allemagne, et bien que je ne sois pas tout à fait ophthalmologiste, je manquerais à mon devoir si je ne me présentais pas à la réunion de cette savante Compagnie.

Deux motifs principaux m'ont amené ici :

D'abord, j'ai voulu venir remercier personnellement cette illustre Société, qui, quoique toute nouvelle, n'en est pas moins déjà remarquable et distinguée à plusieurs titres, et qui a bien voulu me faire l'honneur de m'admettre au nombre de ses associés.

Bien que je fasse mes remercîments à tous les collègues présents, ils s'adressent cependant plus directement aux deux membres qui, conformément aux règlements de cette Société, ont été les proposants; et je suis heureux de pouvoir leur témoigner publiquement ma vive reconnaissance.

C'est à leur initiative que je dois de me voir au milieu de vous.

L'un d'eux est notre maître, maître presque de nous tous, une des plus grandes illustrations ophthalmologiques de notre époque, le régénérateur, le réformateur de l'école ophthalmologique française; médecin distingué, savant renommé. Étranger de Paris, mais Français de cœur, il a honoré et continue à honorer encore, comme si elle était la sienne, sa patrie adoptive, la France.

L'autre, quoique jeune, débutant, il n'y a pas longtemps, dans la carrière ophthalmologique, la suit avec le plus grand succès et la plus grande distinction. Médecin consciencieux, chirurgien expérimenté, ophthalmologiste sagace et circonspect, d'un accueil simple et gracieux, il voit, grâce à toutes ces qualités, sa clinique devenue aujourd'hui une de celles de Paris où les malades éprouvent le plus de soulagement, et où les médecins profitent le plus. Les premiers y trouvent des soins éclairés; les autres, une saine et bonne pratique et de la véritable science.

Chose remarquable, étranger aussi comme notre autre collègue, il suit la même voie, honorant la patrie adoptive, comme si elle était la sienne.

En parlant de ces deux confrères distingués, je crains
d'offenser leur modestie, bien connue de nous tous,
quand mon seul but est de leur rendre mes humbles
hommages.

Je crains même que la sympathie que j'ai pour eux
ne me conduise au-delà de ce que je devais dire dans
cette enceinte.

J'ai donné ces explications de crainte qu'on n'inter-
prétât différemment ce qui n'est que l'expression de
ma pensée et de la vérité; j'espère que mes sentiments
seront partagés par cette illustre Compagnie.

L'autre motif, sans doute le principal de tous, qui
m'a amené au milieu de vous, est le désir de vous
faire une communication sur l'amblyopie et l'amaurose produites par l'abus du tabac à fumer, vu que je
n'ai pas encore pu terminer le travail que j'ai commencé il y a quelques mois.

En attendant cette publication, dont je ne puis fixer
l'époque (ce qui ne dépend pas de moi), je vous demande la permission de vous présenter les propositions
suivantes, qui résument mon mémoire.

Mais avant de le faire, Messieurs, vous aurez la
bienveillance de m'accorder un peu de temps, afin que
je puisse vous exposer rapidement quelques considérations pour éclaircir mes propositions.

D'abord je m'excuse de ne pouvoir présenter un
résumé plus complet de mon travail, car pour cela

il faudrait avoir des exemples de toutes les différentes manières dont le tabac influe sur notre organisme.

Les modes de son introduction sont divers.

Le premier qui s'est présenté à mon observation est l'inhalation ou la respiration de l'air simplement saturée des parties actives du tabac ou contenant des particules très-fines de tabac en suspension.

Ensuite, vient le tabac fumé ou la fumenbuccation. Le tabac chiqué ou la machication, et le tabac prisé ou l'irrhination, sont des manières de s'en servir dont je n'ai pas encore, je- dois l'avouer, un assez grand nombre de cas bien constatés pour fixer mon opinion.

Il me semble qu'ailleurs la science n'est pas plus avancée à cet égard.

Ainsi j'aborderai la question seulement au point de vue du tabac à fumer et de son action spéciale sur l'appareil visuel.

Mais, avant d'aller plus loin, je dois dire deux mots sur l'action du tabac en général.

Le tabac, de quelque manière qu'on l'introduise pour la première fois dans notre organisme, produit des effets nuisibles plus ou moins sensibles.

C'est là ce que le monde comprendra aisément.

Jetons un coup d'œil rapide, d'abord, sur ce qui s'observe dans les manufactures des tabacs.

Inspecteur sanitaire et jadis délégué royal adjoint à la

manufacture (*monopolio*) des tabacs de Lisbonne, j'ai eu l'occasion d'y voir l'influence nuisible de cette plante sur la santé des ouvriers, par la seule inhalation de l'air des ateliers chargé de poussière de tabac, ou saturé de leurs principes actifs.

En général, les ouvriers de cette industrie sont maigres, pâles, valétudinaires, d'un mauvais teint (couleur verdâtre).

Ils présentent un malaise égal à celui qu'on rencontre chez tous ceux qui sont employés aux industries insalubres.

Cet état était encore plus développé chez les enfants et les femmes qui, comme tout le monde le sait, remplissent ces établissements.

La plus grande partie des enfants sont des types de sujets scrofuleux ou au moins lymphatiques.

En général, ils accusent, outre cela, des blépharites ou blépharo-conjonctivites, plus ou moins rebelles, auxquelles ils n'attachent aucune importance jusqu'au moment où elles prennent de grands développements et compromettent la vision.

Cela fait que, parmi ces enfants, il y en a quelques-uns de borgnes, et plusieurs atteints d'altérations incurables de la cornée et de l'iris, qui empêchent la libre fonction visuelle.

Quoique cet état ne soit pas si fréquent chez les adultes, il n'y est pas non plus extrêmement rare.

Chez tous ces individus, les inflammations profondes de l'œil ne sont pas très-fréquentes.

Chez les enfants, elles marchent par contiguïté de tissus, de dehors en dedans ; chez les adultes, les quelques cas que j'ai observés avaient lieu sur les individus qui fumaient et buvaient beaucoup, ou qui menaient une vie très-irrégulière.

Ce que je voyais à la manufacture des tabacs de Lisbonne, on l'observait peut-être aussi à Paris, sur une échelle plus ou moins grande, ainsi qu'il résulte des derniers comptes rendus de l'état sanitaire de ces établissements.

La même chose s'observe partout ailleurs, malgré tous les efforts des conseils d'hygiène, qui ont plus d'action que chez nous, où manque une organisation sanitaire convenable à nos besoins.

Par cela, on voit que le tabac a une influence doublement nuisible sur ces ouvriers.

D'abord, il est absorbé par l'inhalation de l'air saturé des principes actifs de cette plante, principes qui sont d'autant plus forts et nuisibles que le tabac est déjà préparé et la température plus élevée.

Il doit agir aussi physiquement, vu qu'il se trouve à l'état de poussière très-fine suspendue dans l'air.

Je ne parlerai pas du manque de propreté qu'on observe dans ces établissements.

J'ai condamné, à Lisbonne, de toutes mes forces la

coutume des ouvriers qui quittent le travail des ateliers pour les repas, sans se laver le moins du monde et sans choisir de local convenable. Outre ces négligences, comme on le voit, c'est une industrie tout à fait insalubre, et qui demande partout de la prévoyance, car le mal existe et existera toujours dans l'industrie elle-même.

C'est ce que je ne cessais de démontrer dans mes fréquents rapports adressés à l'autorité supérieure.

Ensuite j'ai eu l'occasion de voir des individus atteints de souffrances oculaires qui, au premier abord semblaient être graves, mais qui, bien examinées, n'étaient rien autre chose que des conjonctivites plus ou moins intenses, dues à l'excitation de la muqueuse oculaire, causée par la fumée abondante du tabac.

J'ai visité ces endroits et vérifié le fait.

C'étaient de très-petites chambres à coucher, closes, remplies d'individus fumant pendant le travail de la nuit.

C'est une chose très-fréquente dans la classe des ouvriers et des étudiants de tous les pays, spécialement du nord de l'Europe.

Chez ces derniers, la disposition des rideaux des lits favorise davantage l'apparition de ces ophthalmies.

Mais le tabac à fumer peut aussi attaquer les membranes profondes de l'œil, comme l'avait prévu le cébre professeur de Glascow, et comme vient de le montrer récemment notre savant maître et ami le professeur Sichel.

C'est depuis cette époque que j'ai commencé à fixer mon attention sur ce fait, c'est-à-dire quelques mois après avoir été moi-même victime, peut-être, de cette maladie.

Cela n'étonnera personne; chez nous l'ophthalmologie, je crois, n'est pas encore une science assez avancée pour bien étudier ces petites choses.

Oui, disons-le, il n'y a pas de spécialistes; car nos efforts isolés et non protégés, et même la bonne volonté d'un autre collègue, ne suffisent pas pour la créer.

Je veux dire que nous n'avons presque pas la moindre trace d'instruction ophthalmologique, et que ce qui en existe est incomplet, et est loin de répondre à tous les besoins de la science et de la pratique.

Voilà la vérité!

Pour en revenir à notre sujet dont je me suis écarté à peine, je dirai que, jusqu'à cette époque, je n'avais pas cru que le tabac à fumer eût une action aussi grande, et je dirai même aussi active et aussi spéciale dans le développement des maladies des yeux.

Je n'y voyais rien de spécial.

Je savais que le tabac à fumer produit chez les fumeurs novices une ivresse caractérisée par des vomissements, des maux de tête, des perturbations de la vue; des syncopes, des sueurs froides et une espèce d'intoxication générale qui diminuait au fur et à mesure qu'on s'habituait, au point de fumer impunément.

Cependant, je me rappelle avoir vu des individus qui, en faisant abus du tabac à fumer, malgré qu'ils y fussent habitués, commençaient à accuser des incommodités générales, fort semblables à celles qu'accusaient les ouvriers employés à la manufacture des tabacs, mais rien du tout du côté des yeux.

Ces individus, outre les symptômes de l'intoxication du tabac déjà décrite, accusaient aussi d'horribles insomnies et des hallucinations de tous les genres.

C'est cet état que nous appelons nicotéisme.

En quoi consiste-t-il ?

Si les coutumes sociales, passé un certain temps, acquièrent droit de prescription et deviennent des lois, ou exigent des procédés réguliers pour les corriger, il en est de même pour certaines habitudes reconnues nuisibles et préjudiciables.

En outre, de même que la civilisation nous a initiés à mille jouissances inconnues de nos ancêtres, elle nous a aussi offert en échange des vices nombreux et souvent très-nuisibles, mais qu'on est en quelque sorte obligé de conserver et de respecter.

L'histoire de la médecine est remplie de ces faits.

Le tabac à fumer est dans ce cas.

Dans l'impossibilité de détruire cette habitude, ce

qui nous reste à faire, c'est d'y remédier de notre mieux.

Il y a d'autres vices plus nuisibles, que nous tolérons et que nous sommes forcés de tolérer, à moins de bouleverser le mécanisme régulier de notre société : par exemple, nous ne citerons pour le moment que la prostitution.

Le tabac, introduit dans nos usages comme médicament, n'a pas tardé à faire partie de nos besoins, comme le thé, le café, etc.

Son développement a pris une telle extension depuis des siècles, que pour certains individus on peut le considérer comme aussi nécessaire que les aliments eux-mêmes.

Ce n'est pas le lieu de discuter si l'on ne peut pas s'en passer.

Acceptons le fait, et disons qu'il serait grave, dans certains cas, d'en défendre entièrement l'usage.

C'est tout ce qu'on sait.

Le tabac est un narcotico-âcre qui a une influence moins nuisible sur notre économie que les autres plantes de la même famille.

Si ce résultat est seulement l'effet de la nature différente du tabac, ou d'une espèce d'habitude acquise de notre organisme, transmise de générations en générations depuis de longues années, c'est une question que l'on ne saurait ni affirmer ni nier, et qui demande beaucoup d'étude et de réflexion.

Dire le contraire serait aller trop loin.

Tout ce que je sais, c'est que dans l'état actuel de notre civilisation, le moral fonctionne plus qu'autrefois : l'augmentation des aliénations mentales en est la preuve. Préjugé ou non, on attribue à l'emploi du tabac une certaine action favorable sur l'esprit.

Dans le doute, je ne sais s'il ne vaudrait pas mieux le tolérer ; c'est là, du moins, ce qu'il résulte de ce qu'on sait sur ses effets habituels, d'autant plus qu'on ne connaît pas d'accidents graves qu'il ait causés, quand on en use avec beaucoup de modération.

Il me semble que le tabac à fumer est dans le même cas que les boissons alcooliques, fermentées, excitantes et spéciales, dont on fait un usage journalier avec un avantage plus ou moins reconnu.

Qui est-ce qui se hasarderait à condamner l'usage de toutes ces boissons, parce que son abus peut en devenir préjudiciable ?

N'en pourrait-on pas dire autant du tabac ?

Ne serait-ce pas confondre l'abus avec l'usage ordinaire ?

Voilà comment, à mon avis, on doit poser la question du tabac, sans confondre l'utile et l'agréable avec l'incommode et le nuisible.

Ce n'est pas la question du tabac à fumer qu'on doit

traiter, mais celle de son abus auquel l'hygiène doit s'attaquer.

La chose la plus utile, physiquement et moralement, peut devenir extrêmement préjudiciable quand on en abuse.

L'histoire politique des peuples et la pharmacodynamie le prouveraient à satiété.

Ainsi, après tout ce que j'ai vu survenir chez les individus soumis pour la première fois à l'usage du tabac à fumer et chez ceux qui étaient exposés à son inhalation dans les ateliers des manufactures, il est hors de doute que le tabac a une action spéciale plus ou moins rapide sur notre organisme.

Cette action, d'après ce qu'on voit, doit être le résultat de l'absorption de la nicotine, principe actif du tabac, mise en contact avec le système nerveux et sanguin, action qui est toute dynamique, sans laisser des traces d'altérations, comme le prouvent des essais faits avec des doses plus élevées de cet alcali, dont l'effet est entièrement foudroyant.

La quantité de nicotine qu'on absorbe par cette manière de se servir du tabac, est peu de chose en comparaison du grand volume de tabac fumé; elle est, en effet, en raison directe de la quantité de la nicotine; cela explique pourquoi on peut fumer beaucoup sans produire de grands maux.

En outre, son action n'est qu'instantanée ; elle n'a pas le temps, peut-être, de devenir nuisible ; néanmoins elle agit comme excitant.

Mais si l'on fume trop abondamment, ou si l'on est exposé à son inhalation la plus grande partie du jour, comme cela arrive aux ouvriers des manufactures, il est probable qu'une intoxication plus ou moins profonde de l'économie ne tarde pas à se produire au bout de quelque temps.

Dans ce cas, alors, l'excitation passagère du système nerveux et sanguin passe à une manière d'être que nous ne pouvons expliquer, mais qui constitue ce que je nomme le nicotéisme.

Tout prouve que notre organisme est secoué et assoupi ; que les principaux organes de la vie sont atteints et font de grands efforts pour fonctionner, d'où résultent des altérations profondes de l'appareil gastro-intestinal, cardiaque et cérébral.

Ce dernier, même, paraît être atteint doublement, soit par l'action directe des principes actifs du tabac, soit par l'action réfléchie des troubles gastro-intestinaux et cardiaques.

Mais le fait est que cet état, ou le nicotéisme franc, ne porte jamais une atteinte aussi profonde à notre organisme que l'alcoolisme.

Que le tabac, même quand on en fait un usage immodéré, ne paraît pas avoir une action aussi excitante que l'alcool, pour déterminer cet ébranlement *sui generis* du système nerveux, reconnu à distance par la figure hébétée et le *delirium tremens.*

Malheureusement cet état est presque toujours, sinon toujours, lié à l'abus du tabac à fumer ou nicotéisme, employé, au dire des fumeurs, pour combattre la sécheresse qui en résulte.

Quoique cela passe aujourd'hui pour une légende populaire, il ne faut pas oublier que des praticiens respectables ont décrit des altérations anatomo-pathologiques de cette sécheresse, et même de la carbonisation des poumons, du cerveau, etc.

Ainsi, lorsqu'un individu se trouve dans un pareil état de bouleversement général, il n'est pas étonnant que l'appareil cérébral, les nerfs optiques et la rétine, ainsi que quelques autres organes, s'en ressentent, soit par contiguïté de l'état de l'encéphale, soit que la même action des principes actifs du tabac influe directement sur l'appareil visuel.

Mais dans l'état de santé parfaite, pas d'effets pareils à ceux que les terroristes voient partout.

Cela explique certainement pourquoi le tabac à fumer se répand chaque jour davantage.

Les sexes et les âges se confondent pour son usage. On voit souvent des enfants de neuf à douze ans en faire presque autant usage que les adultes.

Ce que je dis, c'est que s'il était possible de s'en

priver sans de fâcheux résultats, je serais le premier à le conseiller, sans vouloir en savoir davantage.

Ainsi, je dirai qu'il me semble que tous les médecins qui accusent à tort et à travers l'action nuisible du tabac à fumer, en fixant le maximum et le minimum qu'on peut prendre, comme ceux qui en défendent l'usage et le croient même, sinon profitable, au moins indifférent à notre bien-être, tous ont tort et tous ont raison.

Pourquoi condamner l'action du tabac à fumer sans d'abord étudier ses effets sur notre organisme, selon les sexes, les âges, les tempéraments, les idiosyncrasies et les différents états de santé et de maladie?

Si on l'avait fait, certainement on saurait qu'il influe de diverses manières en chacun de ces cas, et on ne soutiendrait pas non plus de pareilles propositions.

C'est ce qui arrive toujours quand on a à établir des principes neufs qui sont en opposition avec des préjugés ou des intérêts établis.

On sort quelquefois, malgré soi, des bornes que la saine raison impose.

En général, ce qu'on voit, c'est que les individus sains et d'une constitution forte et robuste, supportent mieux le tabac à fumer que les individus d'un tempérament lymphatique ou nerveux.

Les femmes le supportent mieux que les enfants.

Les individus atteints de maladies aiguës ne le tolèrent pas : c'est même par le degré de tolérance qu'on reconnaît la marche de la maladie.

Chez les valétudinaires et les personnes souffrant de maladies chroniques, spécialement d'affections nerveuses et de l'appareil gastro-intestinal, la tolérance du tabac devient presque impossible.

Des effets pernicieux peuvent se développer sur toute l'économie ou sur l'un ou l'autre organe plus ou moins prédisposé.

Ce sont ces malades qui sont affectés souvent des yeux.

Je n'ai pas vu jusqu'à présent un seul cas bien constaté d'amblyopie ou d'amaurose, principalement produites par l'abus du tabac à fumer, sans que les malades se trouvassent dans ces cas, ou sans qu'ils fussent adonnés à l'alcoolisme d'une façon plus ou moins manifeste.

Cet état est quelquefois difficile à constater, car ce qui peut être alcoolisme pour un malade, peut ne point l'être pour un autre.

Or, quand ce vice est léger, il peut arriver que ces incommodités passent inaperçues, comme cela se voit pour d'autres maladies.

Ces cas sont encore plus difficiles à reconnaître quand il y a, de la part des malades, une excessive propreté, et qu'ils ne veulent pas avouer l'abus qu'ils en font.

Mais lorsque ce vice est bien manifeste, il produit

comme nous le savons tous, certains états pathologiques de l'appareil gastro-intestinal, semblables à plusieurs autres altérations produites par des causes diverses.

Ne serait-ce pas de ces cas que des praticiens distingués ont pris pour des individus sains, chez lesquels ils ont trouvé des amblyopies et des amauroses simples produites par l'abus du tabac?

C'est là mon opinion.

Il en est de même de l'existence de certaines maladies qui peuvent affecter plus ou moins notre organisme, et dont les malades ne se plaignent pas.

Tout ce que je viens d'exposer, c'est l'expression d'une vaste pratique, pratique qui n'est pas la mienne ni celle de personne en particulier, mais qui est basée sur des faits nombreux.

Voilà pourquoi, quand cet état oculaire est parfaitement caractérisé, je l'appelle ophthalmie nicotienne interne.

De la même manière, et à l'imitation de ce qu'ont fait des ophthalmologistes distingués pour l'ophthalmie qui survient chez les vidangeurs, la mitte, j'appelle aussi les diverses inflammations oculaires externes qui surviennent chez les ouvriers des manufactures-de tabacs, ou chez ceux qui s'exposent à l'action irritante de la seule fumée du tabac, ophthalmie nicotienne externe.

Cet état, comme je le montrerai à sa place, peut prendre différentes formes distinctes, selon qu'il est le résultat de l'action physique, physico-chimique ou dynamique.

Mais, revenant aux amblyopies et amauroses nicotiennes, je dirai, d'après ce qui précède, que je ne puis admettre ces maladies oculaires exemptes d'alcoolisme ou de l'existence d'autres maladies.

Si cela n'était pas, certainement ces maladies devraient être très-fréquentes chez les ouvriers qui se livrent à cette industrie, ce qui n'arrive pas.

Si, comme on le voit, le nicotéisme pur ne peut produire de l'ophthalmie nicotienne, de même cette ophthalmie n'a pas non plus de symptômes pathognomoniques au moyen desquels on puisse diagnostiquer sa nature spécifique.

La couleur plus blanchâtre, partielle ou générale, de la papille du nerf optique, appartient à diverses amblyopies et amauroses cérébrales produites par d'autres causes.

Quand ces altérations existent conjointement avec l'amblyopie et l'amaurose nicotiennes, c'est une pure coïncidence.

Le malade était déjà atteint d'une maladie profonde de l'œil; le nicotéisme n'a fait qu'amplifier le mal.

Ou bien encore le nicotéisme peut agir comme d'autres causes, produire ces états oculaires quand il n'est pas traité convenablement.

Dans ce cas, quand le nicotéisme outrepasse les bornes de l'amblyopie et de l'amaurose nicotiennes, la spécificité de cette ophthalmie interne cesse d'exister, et on a à combattre des altérations profondes de l'œil, idiopathiques ou symptomatiques d'une affection cérébrale, — des amblyopies et des amauroses cérébrales.

A mon avis, dans l'état actuel de la science, s'il existe des signes pathognomoniques de l'ophthalmie nicotienne interne, ce serait la présence de la nicotine dans les urines, comme on dit l'avoir déjà trouvée.

Mais sera-t-il facile et possible de la découvrir toujours?

Ainsi les prétendus symptômes pathognomoniques entre l'ophthalmie nicotienne interne, les amblyopies et les amauroses cérébrales n'existent pas, ou, s'ils existent, ils ne sont pas encore positivement reconnus.

J'ai observé des malades atteints d'ophthalmie nicotienne interne très-avancée, presque réduits à la cécité, sans trouver la moindre altération du fond de l'œil.

Quelquefois même l'injection interne de l'œil que je trouvais était si petite, que je ne savais si elle n'était pas le résultat de l'observation ophthalmoscopique.

Si j'ai pensé avoir trouvé quelque signe remarquable et permanent, c'était une couleur *sui generis* du fond de l'œil, plus apparente sur la papille du nerf optique et son contour, qui voilait l'injection vasculaire ou la rendait moins intense.

C'est tout ce qui m'a frappé dans certains cas modèles de cette affreuse maladie, altération que j'ai cru remarquer plus ou moins chez presque tous les autres malades.

En un mot, la superficie de la rétine semblait partager la même altération générale qu'on trouvait dans tout l'organisme.

Mais cette coloration sera-t-elle l'expression de l'amaurose et de l'amblyopie qui survient chez les individus atteints de nicotéisme, ou se trouvera-t-elle dans les autres intoxications générales plus ou moins semblables ?

Voilà ce que je ne puis résoudre pour le moment, en présence de ce que j'ai vu chez une ouvrière d'une fabrique de blanc de plomb, atteinte de cécité presque complète, qui se présenta à la clinique ophthalmologique de M. Stealfield, du Royal London Ophthalmic Hospital Moorfields.

Ce cas était si remarquable, que j'ai cru devoir appeler l'attention de ce praticien distingué sur ce fait.

Cette malade était dans un état d'hydrohémie des plus manifestes que j'aie vus.

Est-ce que la rétine présenterait aussi le manque des globules et de la partie colorante du sang, qu'on remarquait partout ailleurs?

D'après tout ce que j'ai vu et observé partout, il me semble pouvoir dire sans crainte que l'ophthalmie nicotienne interne, ou l'amblyopie et l'amaurose produites par l'abus du tabac à fumer, sont des degrés d'une même maladie qui a son siége dans le cervéau, sans traces de lésions anatomiques.

Le contraire arrive dans les autres amauroses cérébrales, soit qu'elles deviennent l'expression de congestions, soit qu'elles résultent de productions accidentelles.

Voilà pourquoi ces maladies ont toujours plus ou moins de signes ophthalmoscopiques, surtout après avoir persisté quelque temps, ce qui ne se remarque pas dans l'ophthalmie nicotienne interne, quand elle se présente à l'état de simplicité.

Dans ce cas, plus que dans les autres, il faut bien faire l'histoire du malade, car souvent elle éclaire plus que toutes les observations ophthalmoscopiques.

Je ne sais si je ne dois pas en dire autant de tous les autres cas.

Je crains qu'on ne tienne trop à l'ophthalmoscope dans ce genre de maladies.

Il faut accepter les faits comme ils se présentent à nous, et ne pas vouloir les soumettre à des règles établies par des théories plus ou moins ingénieuses qui pourraient séduire et plaire, mais qui, selon moi, ne satisferaient pas complétement la vérité.

Il sera bon pour la science, mais non pour les malades, de s'engager dans cette voie.

Il ne faut pas oublier que l'ophthalmie nicotienne interne, si avancée qu'elle soit, n'a jamais la gravité des autres amauroses cérébrales.

C'est la même règle qu'on observe pour toutes les autres maladies oculaires, ou de quelque organe que ce soit, dues à des causes générales ou spécifiques.

Cela suffit pour voir combien il est important de la reconnaître, pour instituer son traitement et pouvoir établir un pronostic à peu près exact.

Sans ces précautions, on s'expose à faire du mal au lieu de bien, d'autant plus que cette amaurose peut coïncider avec les états phlogistiques plus ou moins prononcés du fond de l'œil, sans que pour cela elle ait perdu sa nature spécifique.

Dans ce cas, le nicotéisme oculaire est une complication, en comparaison de la maladie primitive, mais qu'il n'est pas moins nécessaire de combattre pour pouvoir plus tard employer le traitement convenable.

Je ne dois pas oublier que l'amblyopie et l'amaurose nicotiennes sont des maladies asthéniques ; or, il faut se défier de la forme sthénique qui, quoique rare, quand elle existe, est toujours ou presque toujours passive.

Je crains même que cet état asthénique ne se communique quelquefois à tout le système nerveux oculaire, l'appareil de l'accommodation compris.

Voilà encore un autre point digne de toute l'attention des ophthalmologistes qui s'adonnent à l'étude de l'ophthalmie nicotienne interne: savoir si, chez un grand nombre de ces malades, l'affaiblissement de la vue ne consiste pas en une paresse ou un commencement de paralysie de l'appareil de l'accommodation oculaire.

Finalement, il me reste encore à dire deux mots sur le traitement de cette maladie.

La première indication, la principale de toutes, c'est la suppression complète de l'usage du tabac à fumer, et l'emploi des sédatifs généraux et locaux.

Il va sans dire qu'on doit conseiller aussi l'abstention complète des alcooliques, excepté dans les cas spéciaux où il serait impossible, sinon dangereux, de le défendre, comme je l'ai déjà observé plus d'une fois, en des cas analogues dans ma pratique.

Dans ce cas seulement, il faut tolérer une petite quantité de vin mêlé avec de l'eau.

De tous les sédatifs ou calmants généraux, il me semble que l'on doit préférer la codéine à l'opium qu'on emploie journellement.

Lorsque j'en aurai l'occasion, je ferai des essais sur

la narcéine, qui me semble devoir réussir encore mieux dans ce cas.

J'ai dit et je répète que je préfère la codéine à l'opium; car j'ai vu des individus, et je suis moi-même de ce nombre, que l'opium, loin de calmer, excite d'une manière effrayante, à moins qu'il ne soit employé à des doses extrêmement fortes.

Or, dans ce cas, il peut se développer des congestions cérébrales dont nous ne pouvons prévoir le terme, et dont les yeux doivent partager nécessairement l'influence pernicieuse.

C'est alors que peuvent se présenter diverses complications, plus ou moins graves, du côté du cerveau et des yeux.

C'est pour cela que je ne cesserai de recommander de remplacer l'opium par la codéine, et d'inviter mes confrères à essayer aussi la narcéine.

Les lotions d'eau froide répétées sur les yeux complètent le traitement rationnel, le tout suivi de l'hygiène oculaire.

C'est après avoir calmé le système nerveux et les fonctions digestives plus ou moins dérangées dans l'ophthalmie nicotienne interne, qu'il faut s'adresser aux autres médications, dont l'application peut varier eu égard aux complications qui se présentent

Disons une fois pour toutes, que le traitement antiphlogistique, spécialement le direct, ne doit jamais être employé, quand même l'état inflammatoire qu'on observe serait tout à fait sthénique, ce qui n'arrive presque jamais.

Cela se comprend parfaitement, non-seulement dans ce cas, mais dans tous ceux où l'économie est appauvrie en sang, en faisant défaut à l'excitation des nerfs.

C'est pour cela qu'il n'est pas rare, dans ces amblyopies, de voir les malades accuser des affaiblissements sensibles de la vue, à la suite de l'application de sangsues sur les tempes, ou derrière les oreilles.

Les mêmes déplétions sanguines révulsives, autour de l'anus, etc., doivent être repoussées avec horreur, presque toujours, ou au moins dans les premières périodes de la maladie.

En un mot, on doit être très-sobre dans l'application de tout traitement spoliatif, de quelque manière qu'il soit employé.

Mais quand il devient nécessaire, il faut s'en servir avec beaucoup de réserve.

Ce sont les mercuriaux, spécialement le deuto-chlorure d'hydrargire, qui remplissent parfaitement la même indication, sans produire les mêmes ravages.

Quand l'ophthalmie nicotienne ne cède pas à ces moyens raisonnablement employés, il faut craindre qu'elle n'ait des tendances à passer à la catégorie du grand groupe des amauroses cérébrales.

Alors le traitement *ad hoc* est du domaine de ces maladies, dont je n'ai pas à parler ici.

N'oublions pas toutefois de dire que l'amblyopie et l'amaurose nicotienne sont des maladies très-longues, et qui demandent beaucoup de prudence de la part des malades pour en triompher.

Elle peut sembler quelquefois être une maladie incurable, quand même il n'y aurait pas le moindre soupçon d'altération, soit locale, soit du cerveau.

Dans ce cas, il faut se défier de l'anesthésie générale de l'œil, ou de la paresse de l'appareil de l'accommodation oculaire et employer l'électricité, les excitants, la fève de Calabar, et plus tard même les verres appropriés.

Le traitement de l'ophthalmie nicotienne externe est aussi également basé sur les conseils hygiéniques, et sur les lotions répétées d'eau fraîche acidulée avec de l'acide chlorhydrique, le tout accompagné des prépations ferrugineuses et d'une nourriture réparatrice.

C'est de tous les collyres celui que j'ai vu réussir le mieux.

Du reste, quand ces maladies résistent à ces moyens, les plus utiles quoique légers, c'est qu'elles revêtent des formes diverses qu'il ne m'appartient pas de traiter ici.

Voilà le plan de mon travail, travail qui a pour

base ma pratique de vingt-trois ans, et celle que j'ai pu puiser dans les premières cliniques de l'Europe.

En attendant que je puisse lui donner le développement qu'il mérite, et que je me suis proposé, vous m'excuserez, je l'espère, d'avoir avancé des propositions qui sont tout à fait en opposition avec ce qui était admis par des professeurs distingués, spécialement par le patriarche de notre spécialité.

Malgré toutes les considérations que je viens d'énumérer pour baser ma manière de penser, rien ne m'étonne davantage que de voir la divergence qui existe sur ce sujet entre des praticiens aussi respectables.

Divergence qui va jusqu'au doute chez quelques-uns de nos confrères. —

Je me demande à moi-même comment il est possible que cela arrive sur un sujet essentiellement pratique.

Malheureusement, il n'est pas rare de voir souvent de pareilles choses en médecine.

Mais j'avouerai franchement que, selon moi, une des causes qui ont le plus sérieusement agi, c'est de ne pas avoir étudié cette maladie depuis plus longtemps.

Pareil fait n'est-il pas arrivé à bien d'autres confrères?

Je le crois bien.

Voilà pourquoi j'ai profité de la mission dont j'ai

été chargé par mon gouvernement l'année dernière, pour faire un pèlerinage dans presque toutes les cliniques ophthalmologiques de la France, et quelques-unes de l'Italie, dans le but de me former une opinion exacte sur ce sujet.

Plus tard, je suis allé en Angleterre; aujourd'hui me voici en Allemagne, et à la veille de passer en Belgique, toujours avec la même pensée.

J'ai voulu me dégager des préjugés ou des influences des grands maîtres.

J'ai voulu observer la nature par moi-même, et mettre de côté le poids des autorités, qui pourraient me détourner de la voie de l'observation.

Telle est la marche que je me suis proposée.

Ce sera à vous de juger plus tard si j'ai atteint le but que je poursuis.

De tout ce que je viens de vous exposer, Messieurs, je conclus ceci :

1°

Le tabac a une action plus ou moins nuisible sur notre organisme, mais pas aussi intense que les autres solanées vireuses.

2°

Cette action diffère selon les diverses espèces de tabacs, et selon qu'ils sont naturels ou préparés pour la consommation.

3°

L'action des tabacs préparés est plus active et plus irritante, et agit différemment sur notre organisme, selon la voie qu'on emploie pour les introduire.

4°

De toutes les manières en usage pour produire l'intoxication générale, ce que je nomme *nicotéisme*, celles qui produisent une action plus directe et plus manifeste, sont : l'inhalation d'air saturé des principes actifs de tabac, ou de celui qui en contient en suspension, et la fumenbuccation (tabac fumé).

5°

Quoique le tabac à chiquer ou la machication (tabac maché), et le tabac à priser ou l'irrhinnation (tabac prisé), doivent influer défavorablement sur notre économie, ils n'ont pas la même intensité d'action que les deux premiers, et ils diffèrent aussi entre eux.

6°

L'inhalation et la fumenbuccation sont, de toutes les formes de faire usage du tabac, celles dont l'action est un peu mieux étudiée des praticiens jusqu'à présent.

7°

L'action de chacun de ces tabacs varie selon les constitutions, les tempéraments, les âges, les sexes, les climats et l'état de santé ou de maladie.

8°

Dans l'état de santé, on ne peut fixer *à priori* la dose du tabac qu'il faut fumer pour qu'il commence à être nuisible, comme des praticiens distingués ont voulu l'établir, excepté dans les cas d'abus extraordinaires, qui sont très-fréquents et très-faciles à reconnaître.

9°

Le nicotéisme est le résultat de l'action de la nicotine sur les centres nerveux et circulatoires, action qui semble être foudroyante, toute dynamique, sans laisser des traces de désorganisation locale.

10.

Pour que l'action nuisible du tabac se fasse sentir sur l'appareil visuel, il faut que le nicotéisme se montre d'abord, ou que l'individu atteint soit adonné à l'abus des boissons alcooliques, ou accuse des maladies plus ou moins reconnaissables du système nerveux, de l'appareil gastro-intestinal, ou enfin de quelque autre organe qui influe profondément sur la fonction de l'assimilation.

11°

Les maladies oculaires qui en résultent sont externes ou internes, selon qu'elles se présentent sur la conjonctive et la cornée ou sur les membranes profondes de l'œil.

12°

Les premières sont les blépharites ou des conjonctivo-blépharites qui peuvent revêtir différentes formes et devenir plus ou moins intenses, selon diverses circonstances. C'est ce premier groupe des maladies qui se nomme *ophthalmies nicotiennes externes.*

13°

Les autres sont des amblyopies ou des amauroses spéciales du cerveau, des nerfs optiques et de la rétine que je nomme *ophthalmies nicotiennes internes.*

14°

De ces maladies, je n'ai vu jusqu'à présent aucun cas simple bien constaté, c'est-à-dire produit seulement par l'action du tabac.

15°

L'amblyopie et l'amaurose nicotiennes n'ont pas de symptômes anatomiques ou ophthalmoscopiques pathognomoniques. Les papilles, devenant plus blanchâtres en général et en particulier, appartiennent à diverses altérations profondes des yeux.

16°

Le traitement des diverses ophthalmies nicotiennes consiste dans l'abstention du tabac, la propreté et tous les autres moyens hygiéniques. Les ophthalmies externes exigent de plus des lotions répétées d'eau fraîche acidulée avec de l'acide chlorhydrique ; les ophthalmies internes exigent des sédatifs généraux et locaux. Les déplétions sanguines doivent être abandonnées entièrement.

17°

Lorsque ces maladies persistent, malgré l'emploi de ces moyens, c'est qu'elles ont déterminé des altérations diverses qui les font rentrer dans le domaine des maladies ordinaires.

18.

De tous les sédatifs généraux connus, la codéine donnée en pilules est le meilleur; par analogie, la *narcéine* peut être encore préférable.

19º

Quand ces maladies oculaires subsistent sans présenter des symptômes de nicotéisme, de congestion ou d'autres altérations profondes des yeux, il faut se défier de l'état de l'appareil de l'accommodation oculaire pour savoir à quoi s'en tenir.

20.

Tout individu qui a souffert une fois de l'ophthalmie nicotienne interne doit fumer avec une extrême réserve, quand il ne peut s'en priver entièrement.

21º

Finalement, il ne doit ni lire, ni écrire, ni s'occuper de travaux qui demandent une application de la vue, à la lumière artificielle.

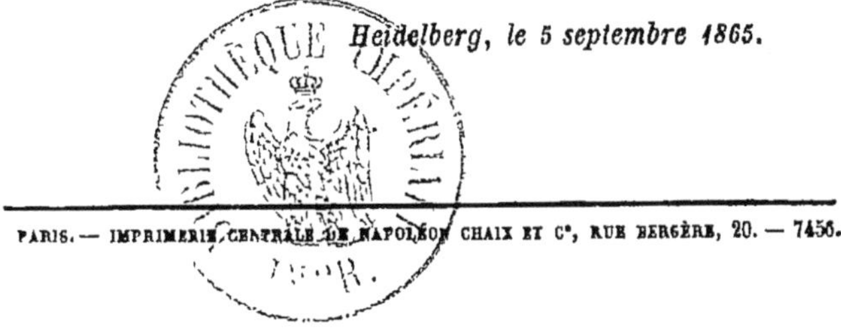

Heidelberg, le 5 septembre 1865.

PARIS. — IMPRIMERIE CENTRALE DE NAPOLÉON CHAIX ET Cᵉ, RUE BERGÈRE, 20. — 7455.